RAPPORT

SUR

L'ÉPIDÉMIE DE GRIPPE

QUI A RÉGNÉ A STRASBOURG

PENDANT LES MOIS

DE JANVIER, FÉVRIER ET MARS 1837.

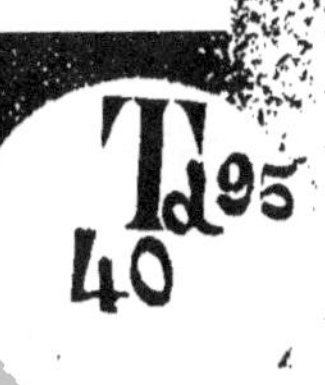

RAPPORT

SUR

L'ÉPIDÉMIE DE GRIPPE

QUI A RÉGNÉ A STRASBOURG

PENDANT LES MOIS

DE JANVIER, FÉVRIER ET MARS 1837;

PAR

A. LEREBOULLET,

DOCTEUR EN MÉDECINE, MEMBRE DE PLUSIEURS SOCIÉTÉS SAVANTES, ETC.

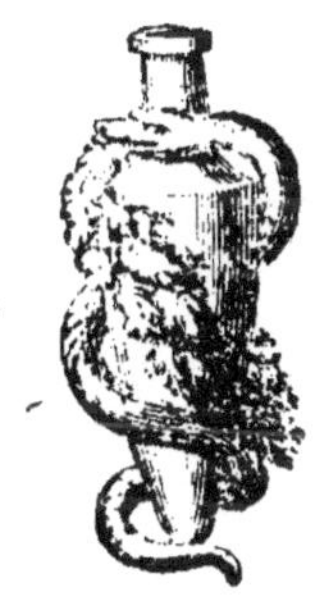

PARIS,

Chez F. G. Levrault, rue de la Harpe, n.° 81.

STRASBOURG,

même maison, rue des Juifs, n.° 33.

1838.

STRASBOURG, DE L'IMPRIMERIE DE F. G. LEVRAULT.

RAPPORT

DE LA SECTION DE MÉDECINE

DE LA

SOCIÉTÉ DES SCIENCES, AGRICULTURE ET ARTS

du Bas-Rhin,

SUR

L'ÉPIDÉMIE DE GRIPPE,

Qui a régné à Strasbourg pendant les mois de janvier, février et mars 1837.[1]

MESSIEURS,

Lorsqu'une grande épidémie envahit une cité, il est du devoir des sociétés savantes de chercher à en découvrir les causes, d'en retracer les caractères et d'indiquer les moyens employés avec le plus de succès, soit pour la combattre, soit pour en modérer les effets. Ce devoir, vous l'avez rempli, en chargeant votre section de médecine de vous présenter un rapport sur l'épidémie de grippe qui a sévi sur notre ville, comme sur toute la France, sur l'Europe, on peut même dire sur la surface entière du globe.

---

1. Membres de la commission désignée par la section de médecine: MM. Ehrmann, président, Forget, Hartung, Malle, Marchal fils, et Lereboullet, rapporteur.

La commission nommée par la section de médecine s'est occupée avec activité de ce travail important. Voulant que son rapport fût, autant que possible, l'expression fidèle de la vérité, elle a recueilli auprès des praticiens de cette ville les nombreux renseignements dont elle avait besoin; ces matériaux ont dû ensuite être coordonnés: il a fallu analyser les observations particulières, grouper les résultats analogues et les résultats dissemblables, afin de mentionner non-seulement les faits généraux, mais aussi les faits exceptionnels. La constitution atmosphérique ayant été regardée de tout temps comme l'une des sources essentielles des épidémies, nous avons jugé nécessaire de rapporter avec soin les différents états de l'atmosphère, non-seulement pendant le cours de la grippe, mais encore pendant l'année qui a précédé son invasion, afin de pouvoir étudier l'influence appréciable des vicissitudes atmosphériques sur la production ou sur la marche de l'épidémie.

Pénétrés de cette vérité qu'un rapport doit être le simple exposé des faits, nous ne sommes pas sortis du cercle de l'observation; nous avons borné notre rôle à celui d'historiens, laissant à chacun la liberté de donner aux faits telle interprétation qui lui semblera la meilleure, et de bâtir sur ces données la théorie qui sourira le plus à son imagination.

I. HISTORIQUE.

La grippe n'est pas une maladie nouvelle : plus d'une fois elle a parcouru la surface du globe, envahissant avec une extrême rapidité les contrées les plus diverses, et frappant des populations entières, sans être modifiée en aucune manière par les divers degrés de civilisation ou par l'hygiène de ces différents peuples.

Elle appartient donc à ces grandes épidémies qui viennent, à des intervalles irréguliers, décimer les nations, sans qu'on ait pu, jusqu'ici, ni en découvrir la cause mystérieuse, ni mettre des bornes à leur invasion. Elle a reçu les noms les plus variés, suivant les temps et les lieux. Appelée successivement, par les Français, *tak*, *ladendo*, *horion*, *quinte*, *coqueluche*, *baraquette*, *follette*, *grenade*, *coquette*, *petite peste*, *chapeau quarré*, *etc.*, elle était désignée en Allemagne par les noms de *Pips*, *Schafhusten*, *Modekrankheit*, *Bürzelen*, *Ganser*, *Flosse*, *Kelen*, etc., dénominations remplacées de nos jours par celle de *grippe* ou *d'influenza.*

Le silence absolu des médecins de l'antiquité sur l'épidémie qui nous occupe doit nous faire présumer qu'ils ne l'ont pas observée, ou peut-être qu'elle ne différait nullement alors des épidémies catarrhales ordinaires. Ce n'est qu'à partir du 14.e siècle qu'on peut, avec quelque certitude, reconnaître, dans les rapports des historiens ou dans les descriptions des auteurs, les caractères de la grippe, telle qu'elle s'est montrée à nous dans ces derniers temps.

Ainsi elle paraît avoir régné en Italie, en 1323 et en 1327. En 1387 elle s'étendit davantage et fut observée par un plus grand nombre d'auteurs, en Italie, dans le midi de la France et dans tout le nord de l'Allemagne. Elle attaqua les neuf dixièmes de la population, et déjà on put remarquer son extension générale et rapide, ainsi que la funeste influence qu'elle exerçait sur les vieillards et sur les constitutions débiles. Cette épidémie de 1387 est la première de cette nature qui ait régné à Strasbourg; c'est du moins la première dont les chroniques fassent mention, en la désignant sous le nom de *Bürzelen*.

Le 15.e siècle a vu de nombreuses épidémies catarrhales, dont plusieurs se rapportent évidemment à la grippe : telles sont les épidémies de 1403, 1411, 1414 et 1427, qui furent si générales, au rapport des historiens de cette époque, qu'on se vit obligé de suspendre les audiences des tribunaux. Voici comment PASQUIER, dans ses *Recherches sur la France*, s'exprime au sujet de cette épidémie : « L'an 1427, vers le Saint-Remi, cheust un autre air corrompu qui engendra une très-mauvaise maladie que l'on appelait *ladendo*, dit un auteur de ce temps-là, et n'y avait homme ou femme qui presque ne s'en sentist durant le temps qu'elle dura. Elle commençait aux reins, comme si on eust une forte gravelle. En après venaient les frissons et estait on bien huict ou dix jours qu'on ne pouvait bonnement boire, ne manger, ne dormir. Après ce, venait une toux si mauvaise que quand on était au sermon, on ne pouvait entendre ce que le sermonneur disait, par la grand noise des tousseurs, etc. »

C'est sans doute à cette maladie qu'il faut attribuer, en partie du moins, la grande mortalité observée cette année à Strasbourg; mortalité telle, que, d'après un chroniqueur, « la grande cloche de la cathédrale, qui sonnait pour tous les enterrements, se fêla à force d'être mise en branle. »

Les épidémies du 16.e siècle, mieux décrites que les précédentes, font mieux ressortir les caractères de la grippe. Les principales eurent lieu en 1510, 1557, 1580 et 1593.

L'historien MÉZERAY nous a donné des détails sur l'épidémie de 1510, qui fut générale en France et sévit surtout avec intensité sur Strasbourg.

L'épidémie de 1557 s'étendit sur la France, la Hollande, l'Allemagne, l'Espagne et l'Italie. Une invasion subite, une céphalalgie gravative, de la dyspnée, de la raucité dans la voix, une toux intense, un coryza tel que « le nez destillait sans cesse comme une fontaine » suivant l'expression de PASQUIER, des lassitudes, de l'affaiblissement, de l'anorexie, caractérisent assez bien cette affection, pour qu'on ne puisse pas nier son identité avec la grippe.

L'épidémie de 1580 paraît avoir été encore plus générale; non-seulement elle parcourut toute l'Europe, mais on l'observa aussi en Asie et en Afrique. Un grand nombre de médecins renommés la décrivirent avec soin, non qu'elle fût plus nettement dessinée que les précédentes, mais sans doute parce que les progrès des sciences médicales permettaient de mieux étudier les maladies et de les décrire avec plus d'exactitude. En France l'épidémie était désignée, comme celle de 1510, sous le nom de *coqueluche;* terme que l'on restreignit plus tard à cette toux spasmodique qui affecte ordinairement les enfants.

Envahissant les régions élevées et montueuses, comme les régions marécageuses ou basses, se manifestant par un temps sec et chaud, tout aussi bien que par un temps humide et froid, cette épidémie persista pendant plusieurs saisons, quelle que fût la direction des vents, et conserva partout les mêmes caractères.

Une remarque intéressante, faite déjà par les historiens de l'époque, c'est qu'elle s'étendit visiblement, comme les épidémies précédentes, de l'ouest à l'est, tandis que les épidémies de grippe, à partir du commencement du 17.e siècle, ont suivi une marche opposée, de l'orient à l'occident.

Nous ne nous arrêterons pas à relater les épidémies du 17.e siècle; disons seulement que les annales de la science en ont enregistré six que l'on peut rapporter à la grippe : ce sont les épidémies de 1626, 1658, 1663, 1669, 1675 et 1693; elles ont été observées dans les différentes parties de l'Europe, particulièrement en Italie, en Allemagne, en Hollande et en Angleterre.

Celles du 18.e siècle, au nombre de onze, sont surtout importantes par leur extension et par les descriptions exactes que les auteurs nous en ont laissées.

Les épidémies de 1709 et de 1712 offrent peu d'intérêt. Mais celle de 1729 parcourut les deux hémisphères, en marchant de l'est à l'ouest; elle fut observée successivement en Russie, en Suède, en Allemagne, en France, en Angleterre, puis en Italie, en Espagne et au Mexique.

L'épidémie de 1732 à 1733 fut aussi très-répandue et décrite par un grand nombre de médecins recommandables. En novembre et en décembre elle visita l'Allemagne et la Hollande; en janvier et février, la France, l'Angleterre, l'Italie, l'Espagne; en octobre, la Nouvelle-Angleterre, les Barbades, la Jamaïque, le Pérou, le Mexique, conservant dans le nouveau monde les caractères qu'elle avait revêtus sur l'ancien continent. Dix ans plus tard, au printemps de 1743, nous voyons de nouveau la grippe parcourir toute l'Europe. C'est alors qu'elle prit en Angleterre le nom d'*influenza*, que la plupart des nations lui ont conservé depuis.

Nous passerons les épidémies de 1758, 1762, 1767 et 1775, pour nous arrêter à celle de 1782, la première que nous puissions suivre sur toute la circonférence du globe. Au mois de septembre 1780, elle régnait en Chine, sur la côte de Coromandel et au Bengale; nous la voyons l'année suivante éclater à Moscou, puis, au commencement de 1782, envahir toute la Russie, gagner la Pologne, les bords de la Baltique, le Danemark, se répandre, pendant les mois d'avril et de mai, sur l'Allemagne, l'Angleterre, puis sur la France, l'Italie, l'Espagne, le Portugal et les côtes d'Afrique; puis enfin traverser les mers, et aller éclater en Amérique. L'influence épidémique fut si générale qu'on vit des vaisseaux de guerre et des navires de commerce en être atteints en pleine mer.

Même marche et même extension pour les épidémies de 1788, de 1799, de 1803. Pour cette dernière on peut encore constater sa présence en Chine deux années avant son invasion en Europe, et les relations des médecins anglais de ces pays ne diffèrent nullement des observations faites sur les autres points du globe. De 1829 à 1833, on voit de nouveau la grippe s'avancer de l'est à l'ouest; elle règne à Canton et dans d'autres parties de la Chine, ainsi qu'à Manille, en 1829 et 1830; à Bornéo, à Sumatra, à Java, en 1831; puis elle pénètre en Europe par la Russie méridionale, se répand avec rapidité sur l'Allemagne, sur l'Italie, sur la France, éclate à Paris en 1831 pour y reparaître en 1833, précédant et suivant, dans cette capitale, comme dans d'autres localités, un fléau bien plus terrible; puis traverse l'océan et va continuer sa course en Amérique.

N'est-ce pas un fait bien remarquable et digne de

toute notre attention, que cette direction constante de la grippe de l'orient à l'occident, que cette marche silencieuse d'une maladie qui fait le tour du globe, s'abattant sur toutes les contrées qu'elle trouve sur son passage et reparaissant à des intervalles plus ou moins longs? Et ce n'est pas à l'espèce humaine qu'elle semble borner son influence; elle attaque aussi les animaux, qui sont pris, comme l'homme, de toux, d'écoulements par le nez, d'hémorrhagies nasales, ainsi que l'ont observé plusieurs médecins dignes de foi, tant en France qu'en Angleterre.

L'épidémie de 1836 à 1837 nous est venue de l'orient, comme les précédentes. Les journaux ont donné assez de détails sur sa marche, pour que nous puissions nous dispenser d'en faire l'histoire. Nous nous bornerons à exposer en détail et avec toute l'exactitude possible les principaux caractères qu'elle a revêtus parmi nous.

Il serait difficile de bien préciser l'époque de l'invasion de la grippe à Strasbourg. Mais un fait que tout le monde a pu constater, c'est que cette invasion n'a pas été subite, instantanée; des modifications notables dans l'état de la santé générale ont précédé l'apparition de la maladie. Ainsi déjà pendant les mois de novembre et de décembre, sous l'influence d'une température humide et froide, on a remarqué plus de diarrhées qu'à l'ordinaire; quelques médecins ont rencontré beaucoup de coqueluches chez les enfants; plusieurs ont cru voir que les névralgies, et en particulier les céphalalgies, étaient plus fréquentes que de coutume; mais la plupart ont été surtout frappés de la fréquence et de la gravité de certaines affections thoraciques : des bronchites, des angines, des hémoptysies, des pneumonies. Les maladies tuberculeuses revêtaient un caractère aigu, qui se trahissait par un appareil fébrile plus intense et par de fréquentes hémorrhagies : en un mot, la constitution médicale paraissait être catarrhale-inflammatoire.

Quelques médecins font remonter le début de l'épidémie au commencement de janvier, d'autres au contraire n'ont vu les premiers cas de grippe bien caractérisée que dans les premiers jours de février. C'est qu'en effet la maladie n'a pas envahi simultanément tous les quartiers de la ville : elle a d'abord frappé les quartiers situés sur la rive droite de la rivière, c'est-à-dire les cantons sud et est. Ce ne fut que dans la deuxième quinzaine de janvier que la plupart des praticiens commencèrent à observer des cas de grippe : d'abord isolés ou bornés à un petit nombre d'individus, ces cas se multiplièrent promptement et à un tel point, que pendant le mois de février et surtout pendant la dernière quinzaine de ce mois et la première quinzaine de mars, la maladie semblait être devenue générale. A partir du 15 mars, elle décrut rapidement; le nombre des cas nouveaux fut très-faible pendant le reste de ce mois et pendant les dix premiers jours d'avril, époque où l'épidémie cessa entièrement.

Ainsi nous pouvons évaluer à 3 mois la durée totale de l'épidémie, depuis le 10 janvier, jusqu'au 10 avril. Sa période ascendante a duré cinq semaines, son état, un mois, et sa période décroissante trois semaines environ.

Les données nous manquent pour établir, d'une manière positive, le nombre des individus affectés de la grippe. Quelques-uns de nos confrères, pour arriver à une évaluation du moins approximative, ont compté le nombre des personnes composant les familles dont ils sont les médecins ordinaires, et le nombre des individus frappés de la maladie; ils ont trouvé que ce dernier nombre formait les deux tiers du premier. Ainsi, en calculant d'après cette base, le nombre total des grippés, tant à Strasbourg que dans la banlieue, se serait élevé à 36 ou 37,000 environ.

Le premier âge de la vie est sans contredit celui qui a le moins souffert; on peut même affirmer qu'un très-petit nombre d'enfants ont eu la grippe d'une manière bien tranchée. Les vieillards, au contraire, ont presque tous été atteints et, chez eux, la maladie a revêtu généralement les formes les plus graves. Ainsi, à l'hôpital civil, les personnes âgées, des deux sexes, qui occupent les salles consacrées aux pensionnaires infirmes, ont été toutes, sans exception, affectées de la grippe et beaucoup d'entre elles ont péri.

Le nombre des femmes a été à peu près double de celui des hommes.

Aucune constitution n'a été épargnée, mais les constitutions débiles, nerveuses, ont subi plus que les autres l'influence épidémique et ont été plus fortement ébranlées.

Les professions, la manière de vivre, l'état social des individus, ne semblent avoir exercé aucune influence sur la fréquence de la grippe, ni sur son intensité.

Peu de familles ont été entièrement à l'abri de la maladie. Elle n'attaquait pas simultanément toutes les personnes d'une même famille, mais ordinairement, quand elle avait frappé un individu, les autres ne tardaient pas à subir plus ou moins son influence.

D'après les renseignements qui nous ont été communiqués, les établissements publics de Strasbourg ont généralement peu souffert. Ainsi le collége royal n'a eu aucun cas de véritable grippe, quoique les affections catarrhales aient été extrêmement fréquentes, dans cet établissement, pendant les mois de décembre et de janvier. A l'école normale, le nombre des grippés a été de 18 sur 60; au grand séminaire, de 30 sur 150; aux prisons civiles, de 108 sur 360. Cette différence dans la proportion des malades, qui n'est ici que d'un tiers ou d'un quart, peut s'expliquer par le sexe et l'âge des sujets, et par leur genre de vie régulier et constamment uniforme.

II. DESCRIPTION DE LA MALADIE.

Dans un très-petit nombre de cas, l'invasion de la grippe a été précédée de quelques jours de prodromes, consistant dans un malaise général, de la pesanteur des membres et quelques vertiges.

Presque toujours l'invasion a été subite et caractérisée par du malaise, de l'accablement, quelques frissons entrecoupés de chaleurs, des douleurs, des tiraillements dans les membres, souvent de la céphalalgie ou une angine plus ou moins forte, souvent aussi un état saburral des premières voies, de l'inappétence, une sensation pénible à l'épigastre, des envies de vomir, de la constipation et beaucoup de soif; symptômes suivis bientôt de l'invasion de l'affection pulmonaire.

D'autres personnes étaient subitement prises de coryza, auquel succédaient des symptômes thoraciques l'embarras gastro-intestinal ne survenait que plus tard.

Plusieurs fois on a observé au début une véritable fièvre, caractérisée par un frisson suivi d'une chaleur qui durait plus ou moins longtemps. Chez quelques sujets nerveux, principalement chez les femmes, on a vu l'invasion des symptômes ordinaires être précédée de lipothymies, de rêvasseries, de subdélires, de bourdonnements d'oreilles, d'agitation, de spasmes, en un mot, d'un trouble manifeste dans les fonctions du système nerveux.

Enfin, quelques personnes ont été prises, dès le début, d'une transpiration abondante et spontanée.

Au bout d'un ou de deux jours, la maladie se dessinait mieux; elle tendait à se localiser, et prenait alors différentes formes suivant les individus.

Deux groupes principaux de symptômes ont dominé tous les autres et ont été observés à peu près chez tous les malades : ces symptômes se rapportent à l'affection de la muqueuse bronchique et à celle de la muqueuse gastro-intestinale.

Dans le premier groupe viennent se ranger la laryngite, la toux, la douleur rétro-sternale et tous les symptômes pectoraux; au second appartiennent le coryza, l'angine et l'état gastrique.

A ces deux ordres de phénomènes se rattachait un dérangement plus ou moins marqué dans la circulation et dans les fonctions du système nerveux : la fièvre, la céphalalgie, les douleurs névralgiques, l'état des forces, etc.

La toux a été un des symptômes les plus constants de la grippe; les cas où elle a manqué doivent être regardés comme des exceptions très-rares.

Cette toux survenait, sinon le premier, du moins le second jour au plus tard. Elle était d'abord généralement sèche, se faisait par saccades et ressemblait assez à cette forme particulière de toux nerveuse qu'on a nommée *toux hystérique*.

Au bout de quelques jours elle devenait humide; les malades expectoraient des crachats plus ou moins abondants, d'abord glaireux, puis muqueux, d'un aspect varié, mais ne différant pas du produit des catarrhes ordinaires. On a observé quelquefois des stries de sang mêlées à ces crachats, sans que les autres symptômes dénotassent une véritable pneumonie. Cette toux était fatigante, accompagnée de douleurs déchirantes de la poitrine, principalement sous le sternum, d'une sorte de sentiment d'arrachement quelquefois porté à un haut degré. Souvent les malades éprouvaient une sensation vague, plus ou moins douloureuse, dans diverses parties du thorax, ou des points de côté sous-mammaires, sans aucune altération du bruit respiratoire; quelquefois ces douleurs étaient dues à de véritables pleurodynies : elles augmentaient par la pression, par la toux ou par de profondes inspirations; elles diminuaient lorsque l'expectoration devenait plus abondante et plus facile.

Chez beaucoup de malades, la toux, rare d'abord, n'acquérait de la fréquence que lorsque les autres symptômes avaient cessé; elle persistait alors pendant un temps plus ou moins long. D'autres fois, au contraire, elle cessait subitement, vers le sixième ou le huitième jour, sans la moindre expectoration; on a observé plusieurs cas de cette nature.

Généralement il n'existait pas de dyspnée proprement

dite; cependant les malades paraissaient éprouver plus vivement le besoin de respirer et manifestaient ce besoin par de profondes inspirations.

L'auscultation faisait entendre un râle bronchique, lorsque la toux devenait humide. Au début, au contraire, on ne percevait aucun râle, circonstance qui tenait peut-être à ce qu'on négligeait de faire faire au malade des inspirations profondes. D'ailleurs, peu de médecins nous ayant fait part de leurs observations à ce sujet, il est difficile de dire quelque chose de bien précis. Chez les malades reçus à la clinique, le râle a presque toujours été muqueux, quelquefois sibilant, parfois disséminé dans les deux poumons ou dans un seul, existant presque toujours à la base et très-rarement au sommet; ce râle, qui paraissait manquer chez certains sujets, était toujours perçu, quand on disait au malade d'inspirer profondément.

Le larynx participait le plus souvent à l'irritation des bronches et de la trachée. Les malades avaient de l'enrouement, quelquefois une aphonie complète, symptôme accompagné d'un sentiment d'ardeur dans la région du larynx.

La muqueuse nasale et ses prolongements, ainsi que la muqueuse pharyngienne, étaient ordinairement le siége d'un mouvement fluxionnaire plus ou moins marqué.

C'est ainsi que le coryza s'est montré fréquemment, surtout au début; chez quelques malades il était intense, accompagné de rougeur considérable et de gonflement du nez, de larmoiement et d'une violente céphalalgie frontale; le visage était alors assez fortement coloré, sans que cependant il y eût de la fièvre, et les malades éprouvaient fréquemment des épistaxis qui diminuaient d'une manière notable cet état de congestion. Cette céphalalgie n'était pas toujours liée au coryza; souvent elle persistait lorsque celui-ci avait cessé ou existait tout à fait sans lui; elle faisait alors partie du groupe des phénomènes nerveux dont nous parlerons plus loin.

L'angine paraît avoir affecté à peu près la moitié des malades. Généralement légère, elle envahissait rarement les amygdales et se bornait le plus souvent aux piliers du voile du palais; elle n'était pas toujours accompagnée d'enrouement. Chez plusieurs malades, l'irritation de la muqueuse s'est étendue jusqu'à la trompe d'Eustache et a déterminé des otites, dont l'une, sur-aiguë, observée à la clinique, s'est terminée par suppuration et a été suivie de perforation du tympan.

Dans la grande majorité des individus atteints de la grippe, l'appareil digestif a participé à l'affection catarrhale. L'état de la langue, blanche ou jaunâtre, quelquefois rouge sur ses bords, saburrale, l'amertume ou l'état pâteux de la bouche, l'anorexie, qui persistait souvent jusque pendant la convalescence, la diarrhée ou la constipation, les nausées et quelquefois même les vomissements, indiquaient d'une manière très-manifeste l'embarras gastro-intestinal. Du reste, ici comme pour les autres symptômes, variétés suivant les individus, relativement à l'étendue et au degré de l'embarras gastrique. Certains malades étaient pris de diarrhée; la plupart, au contraire, étaient sujets à des constipations opiniâtres. Dans un assez grand nombre de cas, il existait de la sensibilité à l'épigastre ou dans tout l'abdomen; mais cette sensibilité paraissait tenir aux efforts de la toux, plutôt qu'à une véritable phlegmasie du tube digestif.

A ces deux groupes de symptômes, qui dénotaient une affection catarrhale des voies respiratoires et gastriques, se joignait quelquefois de la fièvre. Celle-ci existait surtout lorsqu'il y avait prédominance des symptômes pectoraux. Alors le pouls, d'abord serré, se développait, acquérait de la fréquence et de la force; la peau était chaude, halitueuse: cette fièvre augmentait le soir et pendant la nuit. Quelques malades étaient pris de sueurs abondantes, tantôt spontanées, tantôt provoquées par des boissons chaudes; mais ces sueurs ne paraissaient exercer aucune influence sur la marche de la maladie. Cependant l'appareil fébrile manquait le plus souvent, ou, quand il existait, il était loin de se trouver en rapport avec l'ensemble des phénomènes que nous venons de décrire. Chez les personnes nerveuses surtout, il n'y avait aucune trace de fièvre : le pouls était petit, faible, lent; la chaleur de la peau, normale, seulement la plupart des malades éprouvaient des horripilations interrompues par des chaleurs fugaces.

Au nombre des phénomènes les plus constants et les plus remarquables de la grippe, il faut compter l'abattement extrême dans lequel tombaient les malades, abattement qui n'était nullement en rapport avec le peu d'intensité des symptômes et qui rappelait la prostration dont s'accompagnent les affections typhoïdes. Il était quelquefois porté à un tel point, que des personnes, d'ailleurs robustes, non-seulement se voyaient obligées de garder le lit, mais même pouvaient à peine proférer quelques paroles de suite. On remarquait en outre chez ces malades une indifférence prononcée pour tout ce qui les touchait habituellement et une torpeur insolite des fonctions intellectuelles. On se rappelle que ce phénomène était aussi un des traits caractéristiques du choléra.

Chez les personnes délicates, et surtout chez les femmes, les symptômes ordinaires de la grippe étaient accompagnés d'une extrême susceptibilité nerveuse. Ces personnes éprouvaient des tremblements, des secousses dans les membres, une agitation continuelle, des insomnies, souvent des rêvasseries ou des subdélires, quelquefois des phénomènes hystériformes. Quelques médecins ont observé chez ces malades un ou plusieurs points d'irritation le long de la colonne vertébrale: la moindre pression sur les apophyses épineuses déterminait une douleur assez vive; cette irritation spinale siégeait ordinairement aux dernières vertèbres cervicales et aux premières dorsales, quelquefois aussi aux vertèbres lombaires, c'est-à-dire aux deux renflements de la moelle épinière. C'était chez ces malades surtout que le sommeil était nul ou agité, la figure alternativement rouge et pâle, l'oppression considérable, la céphalalgie intense et circonscrite.

Ce dernier symptôme, la céphalalgie, fatiguait beaucoup les malades. Tantôt générale et caractérisée par un sentiment de tension de toute la tête, elle était accompagnée d'une sensibilité tellement vive du cuir chevelu, que ceux qui en étaient affectés ne pouvaient supporter la plus légère coiffure; d'autres fois, et le plus souvent, la céphalalgie était circonscrite et bornée à l'occiput, au sinciput ou à l'une ou l'autre des régions latérales du front. Elle augmentait considérablement pendant les accès de toux, à cause des secousses violentes que celle-ci imprimait à tout le corps.

Souvent les malades se plaignaient en même temps

de vertiges et d'une sensibilité très-vive du globe de l'œil. Dans certains cas, et surtout vers la fin de l'épidémie, la céphalalgie s'accompagnait de légers délires, de bourdonnements d'oreilles et d'un léger degré de surdité, comme dans les affections typhoïdes commençantes. On a observé que la céphalalgie nerveuse, comme celle qui était due au coryza, diminuait à mesure que l'état gastrique devenait plus prononcé, et disparaissait souvent à la suite du premier purgatif.

Parmi les symptômes nerveux, on a noté une constriction effrayante des voies aériennes, avec dyspnée considérable et quelquefois un violent hoquet.

Le système séroso-fibreux a participé d'une manière pour ainsi dire constante à l'affection des autres systèmes. En effet, presque tous les malades ont éprouvé des douleurs rhumatismales, soit dans la continuité des membres, soit dans les articulations, d'autres fois des pleurodynies ou de violents lumbagos. Ces douleurs étaient parfois tellement intenses que les malades ne pouvaient garder aucune position fixe; on a souvent observé que, dans ces cas, les autres symptômes offraient moins de gravité.

Tous ces groupes variés de phénomènes, que nous venons d'exposer en détail, n'ont pas affecté les mêmes personnes : de là certaines distinctions ou formes de la grippe établies par quelques médecins, suivant la prédominance de tel groupe de symptômes. Cependant il est juste de dire que ces distinctions de grippe pulmonaire, grippe gastrique et grippe nerveuse, n'ont jamais été bien tranchées; l'une, quelconque de ces formes était toujours accompagnée de symptômes qui appartenaient aux deux autres.

Une circonstance digne d'intérêt que nous ne devons pas omettre, c'est que les diverses périodes de l'épidémie ont été marquées par la prédominance de certains groupes de symptômes. Ainsi, pendant les premières semaines on a rencontré plus d'angines que pendant tout le reste de son cours; dans la période d'état et dans celle de décroissance, au contraire, on a observé des pleurodynies, des pleurésies et surtout des pneumonies en plus grand nombre. Aussi, à l'inverse des autres épidémies, celle-ci s'est-elle montrée plus grave à mesure qu'elle approchait de sa fin.

Les symptômes de la grippe ont éprouvé des modifications notables suivant les âges, les sexes et d'après l'état de santé antérieur des individus.

Chez les enfants elle a souvent simulé le croup; mais on s'en rendait facilement maître. Elle a semblé, chez plusieurs enfants, être la cause déterminante de l'hydrencéphale.

Relativement aux sexes, nous avons déjà vu que chez les femmes la maladie avait surtout revêtu une forme nerveuse. De plus, elle a très-souvent déterminé chez elles des congestions vers l'organe utérin et exercé une influence marquée sur la menstruation.

Chez la plupart des femmes bien réglées, la grippe s'est manifestée aux approches de la période menstruelle; l'écoulement périodique devenait alors plus abondant et prenait souvent le caractère d'une véritable ménorrhagie. Chez les femmes dont la menstruation était irrégulière, celle-ci apparaissait de même vers le deuxième ou le troisième jour de la maladie. D'autres fois, le flux hémorrhagique n'était nullement en rapport avec la menstruation et constituait, dans ces cas, une véritable métrorrhagie. Ces observations ont été constatées par beaucoup de médecins, soit sur des femmes, soit sur des filles, chez des maîtresses de maison comme chez des servantes, sur des personnes fortes comme sur des personnes délicates. Ainsi, d'une part, cet état physiologique de la femme semblait la rendre plus propre à subir l'influence épidémique, de l'autre, la grippe agissait d'une manière évidente sur l'utérus, en déterminant vers cet organe un afflux de sang plus considérable.

L'état de gestation a aussi exercé une influence notable sur la nature et sur l'intensité des symptômes. Chez la plupart des femmes enceintes la maladie a offert plus de gravité et une durée plus longue que dans les conditions ordinaires : la fièvre, la céphalalgie et la toux étaient surtout plus intenses. On a observé des pertes utérines et plusieurs avortements. Une femme enceinte de huit mois mourut d'une pneumonie double du septième au huitième jour, malgré un traitement antiphlogistique énergique: l'opération césarienne fut pratiquée et l'enfant extrait vivant; mais on ne put parvenir à établir la respiration.

La grippe n'a pas agi d'une manière sensible sur la lactation. Les nourrices ont eu souvent leur nourrisson affecté comme elles, mais cette circonstance n'a pas nécessité la suspension de l'allaitement, quoique l'intensité de l'affection pulmonaire ait plusieurs fois exigé des émissions sanguines.

Quant à l'état de santé antérieur des individus, la grippe a exercé sur les maladies chroniques une influence pernicieuse. Elle a surtout accéléré la marche de l'affection tuberculeuse et semble même avoir déterminé chez les personnes prédisposées à la phthisie, l'invasion des tubercules; d'un autre côté, cependant, on a vu des phthisiques être entièrement soustraits à l'épidémie. Elle a imprimé un caractère plus aigu aux catarrhes, aux affections du cœur, etc., raison pour laquelle elle a été si funeste aux vieillards : chez ces derniers, l'affection pulmonaire se changeait facilement en pneumonie souvent mortelle, ou quelquefois prenait le caractère du catarrhe suffocant.

L'inflammation du parenchyme pulmonaire a été, de toutes les complications de la grippe, la plus commune et la plus dangereuse, non-seulement à cause de son intensité, mais surtout par un caractère insidieux qui rendait souvent la pneumonie méconnaissable, en la privant de ses signes les plus caractéristiques. Ainsi quelquefois il n'y avait pas d'expectoration, ou bien les crachats étaient muqueux, puriformes, sans aucune strie de sang, et, en même temps, l'auscultation ne faisait rien découvrir, le souffle étant masqué par des râles abondants, muqueux et humides. Ces pneumonies marchaient rapidement vers une terminaison funeste, par l'intensité toujours croissante des symptômes; ordinairement elles étaient accompagnées d'une grande prostration, cependant elles prenaient rarement un caractère véritablement adynamique ou typhoïde.

La marche de la grippe n'a rien offert de constant. Cependant, quand elle se déclarait d'une manière franche, par des symptômes bien caractérisés, elle avait un cours assez régulier, quoique offrant des nuances insensibles d'un individu à l'autre.

Le type continu a été sans contredit le plus fréquent; le soir amenait ordinairement des exacerbations plus ou moins fortes. Mais plusieurs fois la maladie a affecté une marche intermittente qui revêtait d'ordinaire le type quotidien.

Cette intermittence ne s'observait qu'après quelques jours de maladie et non pas dès le début. Le frisson et la sueur manquaient le plus souvent; les accès n'étaient caractérisés que par l'augmentation de la chaleur et l'exaspération de certains symptômes pectoraux ou céphaliques; ils cédaient constamment à l'emploi du sulfate de quinine.

La durée de la grippe a varié suivant la nature et l'intensité des symptômes.

Dans un grand nombre de cas, elle ne constituait qu'une indisposition légère qui n'obligeait pas même les malades à garder le lit et se dissipait au bout de quelques jours, sans avoir entravé leurs occupations; chez d'autres, au contraire, et particulièrement chez les sujets débiles ou atteints d'une ancienne affection, les symptômes persistaient pendant un mois, six semaines ou davantage. Généralement la durée moyenne a été de cinq à huit jours; la céphalalgie, les douleurs des membres et la fièvre disparaissaient d'abord, puis l'embarras gastrique; la toux était le symptôme qui persistait le plus longtemps.

On n'a pas remarqué que la grippe se jugeât par de véritables crises. Cependant on a vu généralement les épistaxis diminuer la céphalalgie et modérer les autres symptômes. Les urines, ordinairement très-foncées, déposaient un sédiment blanchâtre ou briqueté, floconneux, abondant; phénomène suivi quelquefois d'une amélioration notable.

On a encore signalé, sur la fin de la maladie, une

expectoration plus abondante, diverses éruptions anomales, des furoncles, des phlyctènes, des abcès.

La diarrhée a exercé une influence plutôt nuisible que favorable : elle a paru ralentir la marche de la maladie. Quant aux sueurs, elles ont été, en général, inefficaces, ou n'ont amené qu'un soulagement très-peu appréciable. Cependant plusieurs médecins ont vu des sueurs abondantes abréger la durée de la grippe lorsque les premières voies avaient été préalablement évacuées.

Dans l'immense majorité des cas, la grippe s'est terminée d'une manière favorable; mais le retour à la santé a très-souvent été précédé d'une longue convalescence. La faiblesse et l'absence d'appétit subsistaient longtemps encore après la cessation des phénomènes de la grippe; la toux persistait quelquefois pendant des semaines entières; chez les vieillards surtout, elle se changeait souvent en catarrhes pulmonaires très-rebelles et très-difficiles à guérir. Les malades ne retrouvaient que difficilement leur disposition aux travaux du corps ou de l'esprit; quelques-uns se plaignaient longtemps de pesanteur de tête et de vertiges, et presque tous éprouvaient une grande impressionnabilité au froid. Alors les rechutes étaient faciles et causées par la moindre imprudence; alors aussi l'affection préexistante reparaissait avec plus de violence et marchait vers une terminaison funeste. Cette convalescence lente et pénible, si peu en rapport avec la bénignité des symptômes, puisqu'elle s'observait même chez les individus qui n'avaient été que faiblement atteints, est un des traits les plus caractéristiques de cette maladie et offre un nouveau point de ressemblance avec le choléra asiatique.

Ainsi donc la grippe n'a pas été mortelle par elle-même, mais elle a déterminé ou activé d'autres maladies qui ont entraîné la mort à leur suite : les pneumonies, les pleurésies avec ou sans épanchement, l'œdème, l'emphysème du poumon, le catarrhe suffocant, telles sont les affections dont on peut attribuer le développement à la grippe, et qui figurent en première ligne parmi les causes des décès qu'on a regardés comme occasionnés par l'épidémie.

III. RÉSULTATS NÉCROSCOPIQUES.

La grippe n'étant pas mortelle par elle-même, nous n'aurons aucun caractère anatomique à lui assigner. Il ne peut être question, dans cet article, que des lésions survenues à la suite des complications dont nous venons de parler, et en particulier des pneumonies.

Chez la plupart des malades affectés d'œdème pulmonaire, la pneumonie s'est offerte sous un aspect très-remarquable. Les poumons hépatisés laissaient ruisseler, à la coupe, une énorme quantité de sérosité rougeâtre, au sein de laquelle le parenchyme apparaissait rosé, friable. Les portions saines du poumon étant infiltrées, l'œdème avait sans doute précédé la pneumonie : on pourrait donc appeler cette lésion *œdème pneumonique*. L'œdème existait depuis longtemps chez ces individus et était le résultat de bronchites très-chroniques ou d'autres lésions anciennes, telles que l'hypertrophie du cœur.

Les bronches ont toujours été trouvées plus ou moins rouges. Dans un cas observé à la clinique de la Faculté, les bronches étaient considérablement dilatées chez un homme qu'on eût dit, à l'auscultation, avoir les poumons criblés de cavernes. La pneumonie est la seule complication de grippe qui se soit offerte à la clinique, et presque toutes les pneumonies mortelles ont été doubles.

Dans le petit nombre d'autopsies qui ont été faites en ville, on a noté des altérations analogues à celles que nous venons de relater, mais personne n'a rencontré les pseudo-membranes dont plusieurs observateurs de la capitale ont signalé la présence dans les dernières ramifications bronchiques; lésion décrite, comme on sait, par Lobstein, dans un certain nombre de pneumonies ordinaires, et qui avait porté ce pathologiste à regarder la pneumonie comme un *croup des radicules bronchiques.*

Les épanchements et les exsudations pleurétiques, suites ordinaires de l'inflammation des plèvres, n'ont rien offert de particulier.

Quant à la muqueuse digestive, elle a constamment été trouvée, à la clinique du moins, parsemée de rougeurs arborisées, pointillées, plaquées.

IV. MORTALITÉ.

Afin d'apprécier avec autant d'exactitude que possible l'influence de la grippe sur la mortalité, nous avons comparé la mortalité générale des quatre premiers mois de 1837 à celle des mêmes mois de 1836; nous avons ensuite recherché d'où provenait la différence, en déterminant, d'une manière comparative, les genres de maladies qui ont causé la mort; puis nous avons examiné quelle peut avoir été l'influence des âges sur ces divers genres de mort.

Le tableau n.° 1 indique le chiffre de la mortalité générale pendant les quatre premiers mois des années 1836 et 1837. On voit que ce chiffre est moins élevé pour les mois de janvier et février 1837 que pour les mois correspondants de l'année précédente. Cela tiendrait-il, d'une part, à ce que, pendant la durée de l'épidémie, les autres maladies ont été suspendues, comme il arrive ordinairement en pareil cas; d'autre part, à ce que la grippe n'a exercé que plus tard son influence délétère sur les organisations faibles? ou bien cette diminution, qui est de 99 pour le mois de janvier et de 14 pour le mois de février, est-elle purement fortuite? Le contraire a lieu pour les mois de mars et d'avril; en 1837, le nombre des décès s'est élevé à 312 pour le mois de mars et 537 pour le mois d'avril, tandis qu'en 1836 ces nombres n'étaient que de 265 et 261, ce qui fait une différence de 47 pour le mois de mars et 276 pour le mois d'avril.

Ce dernier chiffre surtout est très-remarquable, puisque, à cette époque, l'épidémie touchait à sa fin ou même avait déjà entièrement cessé. Mais ce fait, qui paraît extraordinaire, peut s'expliquer par l'influence nuisible que la grippe a exercée sur les constitutions débiles; influence qui a dû nécessairement rendre plus actives les causes ordinaires de destruction.

Ainsi la grippe a différé essentiellement de toutes les épidémies, par ce caractère tout particulier que le chiffre de la mortalité n'a augmenté d'une manière notable que lorsque l'épidémie elle-même avait cessé de régner.

Si nous recherchons l'influence des âges et des sexes sur la mortalité générale, nous trouvons que, pour le mois de mars, l'augmentation porte principalement sur les enfants au-dessous de 14 ans et sur les vieillards, tandis que chez les sujets de 14 à 50 ans le chiffre est moins fort en 1837 qu'en 1836. Relativement aux sexes, la différence en plus est surtout marquée chez le sexe féminin, pour les enfants, et chez le sexe masculin, pour les vieillards.

Au mois d'avril, l'augmentation est répartie d'une manière égale sur tous les âges : les chiffres sont partout doublés; mais ici les femmes, et surtout celles au-dessus de 50 ans, figurent en bien plus grand nombre que les hommes.

Après avoir constaté l'augmentation réelle de la mortalité, il s'agissait de rechercher les causes de cette augmentation. La grippe ayant surtout affecté les organes de la respiration, nous avons comparé les décès causés par affections diverses de la poitrine, pendant les deux années 1836 et 1837. A cet effet, nous avons dressé deux tableaux : l'un exposant la mortalité suivant les genres de maladies des organes thoraciques, pendant ces deux années, l'autre mettant en regard les rapports de ces décès par affection de poitrine avec la mortalité générale : ce sont les tableaux n.os 2 et 3.

Le tableau n.o 2 nous fait voir que pendant les quatre premiers mois de 1837 les décès par affections de poitrine ont été plus nombreux qu'en 1836. L'excédant est de 13 pour le mois de janvier, 64 pour février, 118 pour mars et 24 pour avril. Cette énorme différence pour les mois de février et de mars provient principalement des décès inscrits sous les noms de grippe ou catarrhe pulmonaire, pneumonie, phthisie et asthme. Mais on peut encore mieux apprécier l'influence de ces maladies sur la mortalité générale dans le tableau n.° 3. Le rapport des décés causés par affections diverses des organes thoraciques à la somme totale des décès, a été, pour le mois de février 1836, comme 1 : 7,8, et pour le même mois de 1837, comme 1 : 2,5; pour mars 1836, nous avons le rapport 1 : 6,8, tandis que pour le même mois de 1837, il est de 1 : 1,987.

Enfin, nous avons recherché l'influence des âges sur ces décès par affections de poitrine (tableau n.° 4); sur 125 décès de grippe ou attribués à la grippe,

39 ont frappé des individus au-dessous de 15 ans,
71 au-dessus de 50

et 15 seulement pour les âges intermédiaires, c'est-à-dire de 15 à 50 ans.

On s'étonnera peut-être de trouver un aussi grand nombre de décès inscrits sous le nom de grippe; cela provient de ce que, dans les billets mortuaires, on a compris, sous la dénomination commune de grippe, fièvre catarrhale ou catarrhe pulmonaire, diverses affections locales qu'on aura négligé de spécifier.

Pour la pneumonie, sur 55 décès nous en avons
7 au-dessous de 15 ans,
28 au-dessus de 50
et 20 pour les âges intermédiaires.

L'asthme a fait périr 29 individus de 50 ans et au-dessus, 5 de 30 à 50 ans et 2 de 15 à 30 ans.

La coqueluche et le croup n'ont, comme d'ordinaire, frappé que des enfants.

Ainsi, pour la grippe, les chiffres les plus forts portent sur les enfants et les vieillards; pour la pneumonie, sur les adultes et les vieillards; pour l'asthme, particulièrement sur ces derniers.

Quant à la phthisie, sur 118 décès, nous en trouvons
11 pour le premier âge,
44 pour l'âge avancé
et 63 pour les âges compris entre ces deux extrêmes.

Ici la plus grande mortalité n'est pas bornée aux enfants et aux vieillards, comme dans les affections précédentes; c'est que la phthisie est le triste partage de la jeunesse et de l'âge viril, et que la grippe, en accélérant la marche de cette maladie, en a hâté le terme fatal.

V. ÉTIOLOGIE.

La cause des grandes épidémies qui ont, à différentes époques, sillonné le globe, nous est restée jusqu'à présent et nous restera longtemps encore inconnue.

Cependant ce ne sont pas les observations qui nous manquent : les historiens n'ont jamais oublié de noter avec soin les influences générales ou locales qui ont précédé ou accompagné ces épidémies. Mais lorsqu'on rapproche leurs observations, lorsqu'on les met en regard les unes des autres, on est frappé de leur discordance, on voit qu'elles donnent les résultats les plus opposés et qu'il est de toute impossibilité d'en tirer des conséquences logiques. Cette assertion, dont on a pu constater la vérité lors de l'invasion du choléra en Europe, se reproduit à l'occasion de la grippe. Partout identique, malgré la diversité des climats, des saisons, des tempéraments, des constitutions, des habitudes,

des mœurs, la grippe ne saurait évidemment tenir à des causes locales ou individuelles; elle doit nécessairement dépendre d'une ou de plusieurs causes générales, qui jusqu'ici ont échappé à nos investigations.

Cependant, quoiqu'on n'ait obtenu jusqu'à présent que des résultats négatifs, il n'en est pas moins de notre devoir de suivre l'exemple de nos devanciers, en relatant, comme eux, les phénomènes appréciables à nos sens. Nous savons tous que l'état de l'atmosphère influe d'une manière plus ou moins notable sur le caractère des maladies régnantes. Nous allons donc chercher à apprécier le degré d'influence que la constitution atmosphérique a pu exercer sur le développement de la grippe, en passant en revue les principaux traits de cette constitution pendant l'année qui a précédé l'invasion de l'épidémie; nous comparerons ensuite cette constitution à celle des années précédentes, depuis 1832; puis nous donnerons en détail les observations météorologiques des quatre premiers mois de 1837, afin de rechercher comment l'état de l'atmosphère a pu agir sur la marche de l'épidémie.

Nous avons, pour cela, dressé deux tableaux (n.os 5 et 6), dans lesquels nous avons consigné les résultats météorologiques obtenus par notre savant et zélé compatriote, le vénérable professeur Herrenschneider.

Les deux premiers mois de 1836 ont été assez froids et secs, malgré la prédominance du vent du sud. Pendant les quatre mois suivants, le nombre des jours de pluie fut plus considérable, le vent de sud alterna avec le nord, le nord-est et le nord-ouest : la quantité moyenne d'eau tombée par mois varia entre 38 et 90 millimètres; cependant l'hygromètre de Saussure ne dépassa pas le terme moyen de 75, tandis que la moyenne avait été de 86 et de 84 les mois précédents. La température moyenne fut assez élevée pendant les mois de mars et d'avril; tandis que la moyenne barométrique ne fut que de 27,7. Les mois de juillet et d'août furent beaux et assez chauds; les vents de sud et de sud-ouest alternèrent encore avec ceux du nord et du nord-ouest. Mais, à partir de la fin d'août, le vent du sud prédomina constamment jusqu'à la fin de l'année; les pluies devinrent plus abondantes: la moyenne de l'eau tombée dans le mois varia entre 46 et 79 millimètres; la moyenne hygrométrique monta jusqu'à 87,42. Pendant le mois de décembre, de violentes tempêtes se sont manifestées; les rivières ont débordé et inondé les plaines de l'Alsace et des environs de Strasbourg. La fin du mois fut signalée par des neiges abondantes et par un abaissement de la température: le thermomètre se maintint au-dessous de zéro jusqu'au 6 janvier, époque à laquelle survint le dégel.

Ainsi, en résumé, le vent du sud a prédominé pendant tout le cours de l'année 1836, tandis qu'au contraire les vents du nord et du nord-est ont soufflé très-rarement. Cette année, à l'exception des mois de janvier, février, juillet et août, a été humide et pluvieuse: le nombre total des jours de pluie s'est élevé à 135, nombre plus fort que celui des quatre années précédentes, et la quantité d'eau tombée a été de 712,02, nombre qui n'est dépassé que par celui de 1833.

Maintenant trouverons-nous dans ces résultats des données suffisantes pour expliquer l'invasion de la grippe parmi nous? faudra-t-il l'attribuer à cette constitution atmosphérique généralement si favorable aux affections catarrhales? dira-t-on, par exemple, que le vent du sud, qui a dominé pendant toute l'année 1836, qui a encore régné presque constamment, comme nous allons le voir, pendant la durée de l'épidémie, a exercé quelque influence sur son apparition, ou bien pourra-t-on la regarder comme la suite des pluies abondantes tombées pendant le cours de cette année? Il y aurait deux manières de résoudre cette question : ce serait, premièrement, de jeter un coup d'œil sur les années précédentes, pour voir si l'on ne trouverait pas une constitution analogue à celle de 1836, et, en second lieu, de parcourir les auteurs qui ont observé des épidémies de grippe, afin de rechercher quelles sont les circonstances météorologiques qui ont précédé leur apparition. Or, nous savons déjà combien ces circonstances sont variables et opposées les unes aux autres. Quant au premier point de la question, nous trouvons une analogie frappante entre la constitution de 1833, année pendant laquelle la grippe a régné sur une partie de l'Europe, et celle de 1836. Cette analogie, qui porte surtout sur la quantité d'eau tombée et sur le nombre de jours de pluie, mérite d'être notée, sans qu'on puisse cependant en tirer aucune conclusion; car cette ressemblance pourrait bien être purement fortuite, et elle ne nous expliquerait pas pourquoi la grippe a éclaté à d'autres époques et dans d'autres pays sous des influences tout opposées.

Il nous reste à analyser les observations météorologiques faites pendant les quatre premiers mois de 1837, afin de les comparer aux phases principales de l'épidémie. (Voir le tableau n.° 6.)

Au froid assez vif des premiers jours de janvier, succéda, pendant 9 jours, un temps mou, humide, sans être pluvieux; vers le milieu du mois la température s'abaissa de nouveau; le thermomètre descendit jusqu'à $-3\frac{3}{4}$; le vent, qui avait été presque toujours au sud, tourna au nord-ouest, au nord-est et au nord. Mais ce froid fut de courte durée; le vent du sud reprit bientôt le dessus et le thermomètre monta rapidement jusqu'à $6\frac{5}{8}$; il se maintint constamment au-dessus de zéro jusqu'à la fin du mois. L'hygromètre à cheveu resta entre 80 et 96. Ce mois de janvier fut donc remarquable par de nombreuses vicissitudes atmosphériques et par une grande humidité.

Ce temps humide et variable dura jusqu'au 5 février et fut suivi de sept jours de temps serein, accompagné d'un nouvel abaissement de la température. Depuis le 12 février jusqu'à la fin du mois, le temps fut irrégulier, souvent pluvieux ou humide; il y eut des variations barométriques assez notables, depuis 27.3 jusqu'à 28.1,3; il régna des vents très-violents de sud et surtout de sud-ouest; le thermomètre demeura constamment au-dessus de zéro et monta jusqu'à $+ 9\frac{1}{4}$: vers la fin du mois, le vent tourna au nord, puis au nord-est, et souffla avec violence; alors la température s'abaissa jusqu'au 7 mars.

Pendant le mois de mars, mêmes vicissitudes atmosphériques, mêmes variations de température; mais variations barométriques moins notables. Vent presque toujours au nord-est, depuis le 13, tournant quelquefois au nord et au nord-ouest; hygromètre variable, mais généralement beaucoup moins élevé que le mois précédent. Enfin, pendant le mois d'avril, le vent resta au nord, au nord-est ou au nord-ouest; le vent du sud ne souffla que rarement et seulement pendant la deuxième moitié du mois; le thermomètre, le baromètre et l'hygromètre offrirent encore quelques oscillations, moins notables cependant que dans les mois précédents.

Si nous reprenons les principales périodes de l'épidémie, pour les mettre en regard de la constitution atmosphérique que nous venons d'exposer avec assez de détail, nous verrons d'abord que, pendant toute la durée de la grippe, le froid a été en général très-modéré, le temps humide, pluvieux et le vent du sud prédominant.

L'invasion de l'épidémie, que nous pouvons fixer au milieu de janvier, coïncide avec la partie de ce mois où le thermomètre est descendu le plus et s'est maintenu le plus longtemps au-dessous de zéro.

Pendant son *summum* d'intensité, c'est-à-dire du 15 février au 15 mars, le vent est resté presque toujours au sud, parfois au sud-ouest, rarement au nord ou au nord-est; mais soufflant souvent avec une grande violence. La température a été très-variable; nous voyons, en effet, le thermomètre passer de $+ 6$ et de $+ 5$ à $+ 1 \frac{3}{4}$, puis remonter jusqu'à $9 \frac{1}{2}$, descendre le lendemain à $3 \frac{5}{8}$, s'élever de nouveau, le jour suivant, à 7, redescendre ensuite, d'une manière assez graduelle, jusqu'à $- 2$, et se maintenir, pendant huit jours, au-dessous de zéro. Les variations barométriques ne sont pas moins notables, mais seulement pendant la dernière quinzaine de février; il en est de même de l'hygromètre, qui oscille entre 92 et 74.

A partir du 14 mars, époque à laquelle l'épidémie diminua rapidement, nous voyons le vent tourner au nord-est et ce vent prédominer pendant le reste du mois et pendant la première moitié d'avril. La température est encore variable, mais moins que les mois précédents.

Il existe donc une coïncidence bien manifeste entre l'existence de la grippe, d'une part, et, de l'autre, la constance du vent du sud, et les variations dans la température, la pesanteur et l'humidité de l'air. Mais, d'un autre côté, l'état de l'atmosphère a été sans influence sur la marche de l'épidémie : elle a continué à croître, vers la fin de février, et elle s'est maintenue à son plus haut degré d'intensité, malgré l'abaissement de la température, et, quand elle s'est éteinte, après avoir parcouru ses périodes, elle n'a pas éprouvé de récrudescence, lorsque le vent est revenu au sud pendant la seconde moitié d'avril, et qu'avec ce vent l'humidité a reparu.

Ainsi, dans l'état actuel de nos connaissances, nous ne pouvons expliquer ni le mode de production de l'épidémie, ni sa marche régulière, c'est-à-dire son accroissement toujours progressif, son état stationnaire et sa déclinaison, malgré les changements de température ou de pression atmosphérique; sans doute qu'il en est des épidémies comme de certaines maladies individuelles, qui ont leur marche, leurs périodes déterminées, dont l'art peut quelquefois modérer les symptômes, mais qu'il ne saurait arrêter dans leur cours.

En parlant du mode de production de la grippe, nous n'avons encore rien dit de la contagion, que plusieurs médecins croient pouvoir admettre pour expliquer sa propagation. Il ne nous est parvenu qu'un petit nombre de renseignements qui aient trait à cette question importante. Généralement on n'a pas vu la maladie frapper simultanément les divers membres d'une même famille. Ordinairement elle affectait d'abord une seule personne, puis elle s'étendait rapidement aux autres habitants de la maison. Un de nos confrères a vu trois ménages, établis chacun dans un autre quartier de la ville, être épargnés jusque vers la fin de l'épidémie. A cette époque, ce médecin est appelé chez l'un des membres de cette famille; deux jours après, les trois ménages étaient atteints de la maladie.

Un autre praticien répandu a observé que certaines personnes qui vivaient retirées chez elles, restaient préservées aussi longtemps que l'une d'elles n'avait pas de rapport avec des malades; mais dès qu'un membre de ces groupes se trouvait affecté, tous les autres payaient successivement le tribut.

On a encore cité plusieurs cas individuels desquels il semblerait résulter que la grippe est contagieuse; mais, nous le répétons, ces faits isolés, quoiqu'ils méritent d'être pris en considération, ne sont pas en assez grand nombre pour que nous puissions asseoir sur eux une opinion définitive.

VI. TRAITEMENT.

On a dit et répété souvent que rien n'est plus dangereux, en thérapeutique, que les méthodes exclusives. Cette vérité de tous les siècles doit être surtout applicable aux affections dans lesquelles les manifestations morbides varient pour ainsi dire suivant les individus. Tel est le fait de la grippe. Nous avons vu quels groupes nombreux de symptômes ont caractérisé cette maladie, il n'est donc pas étonnant que l'on ait vanté, avec le même enthousiasme, les sudorifiques, les antiphlogistiques, les purgatifs, les narcotiques, et que l'on ait retiré des avantages réels de ces médications opposées.

Nous allons exposer successivement les résultats obtenus par chacune de ces médications dans la grippe simple; nous indiquerons ensuite le traitement de la grippe compliquée.

Dans un grand nombre de cas on a suivi la méthode expectante, cette méthode qui consiste à observer la marche de la maladie, à modérer l'intensité de certains symptômes, à tâcher de prévenir les complications. Et en effet, la grippe n'ayant été, pour beaucoup de personnes, qu'une indisposition légère, on se bornait avec raison à prescrire des boissons tièdes, adoucissantes ou légèrement aromatiques, le repos, la chaleur du lit, la diète, et à entretenir, par des lavements, la liberté du ventre. De cette manière la maladie parcourait doucement ses périodes et arrivait à son terme au bout d'un temps plus ou moins long, suivant les individus. Mais il n'était pas toujours possible d'appliquer ce traitement simple : les gens du peuple, obligés de travailler afin de pourvoir à leur subsistance, ne pouvaient observer ces règles hygiéniques : ne se sentant pas assez malades pour interrompre leurs occupations, ils continuaient à se livrer à leurs travaux pénibles; de là des rechutes ou une exaspération de la maladie; de là aussi la nécessité d'avoir recours à une médecine agissante.

Sudorifiques. — Quelques praticiens ayant cru observer que la grippe tendait à se terminer par des sueurs, ont cherché à la faire avorter ou à en abréger la durée en employant les sudorifiques; mais ils ont été généralement trompés dans leurs prévisions. Sauf les cas de grippe légère, dans lesquels une bonne transpiration suffisait pour faire entrer le malade en convalescence, les sudorifiques n'ont exercé aucune influence sur la marche de cette affection : elle a parcouru ses périodes malgré des sueurs abondantes, spontanées ou provoquées; sueurs qui avaient l'inconvénient d'augmenter encore l'état de faiblesse inhérent à la maladie. Nous avons déjà dit cependant que, dans un petit nombre de cas, la sueur a amené un soulagement passager.

Antiphlogistiques. — Les émissions sanguines, proscrites par quelques médecins comme inutiles ou dangereuses, ont été d'une utilité réelle chez les sujets sanguins, lorsqu'il existait un appareil fébrile bien manifeste, et surtout toutes les fois que la toux était sèche, continue et accompagnée de dyspnée, ainsi que dans les cas de céphalalgie violente avec délire. Jamais on n'a eu à se repentir d'avoir employé les saignées, lorsqu'elles étaient réellement indiquées, tandis que dans plusieurs cas où elles ont été négligées, on a pu se reprocher de ne pas avoir eu recours à ce puissant agent thérapeutique.

Cependant on a remarqué que les saignées peu abondantes étaient préférables aux saignées fortes, et les saignées locales ont eu ordinairement plus de succès que les émissions sanguines générales : ainsi les sangsues ou les ventouses scarifiées, appliquées à la tête, au cou, à la poitrine ou à l'anus, ont suffi le plus souvent pour dissiper les congestions qui tendaient à s'établir vers le cerveau ou vers les poumons. On secondait l'effet de ces détractions sanguines par des cataplasmes sinapisés, des sinapismes ou des vésicatoires; quelques médecins ont fait prendre avec succès, dans ces circonstances, de petites doses de calomel et de belladone.

Une remarque importante à faire, c'est que plusieurs praticiens n'ont pas opéré une seule émission sanguine pendant les premiers temps de l'épidémie, parce qu'alors la grippe était généralement exempte de complications, tandis que plus tard cette médication est devenue nécessaire.

Les boissons rafraîchissantes ou délayantes, telles que la limonade cuite, la limonade minérale, celle, entre autres, préparée avec l'élixir acide de Haller, les décoctions d'orge, de guimauve, etc., et des potions légèrement nitrées, calmaient la soif, tempéraient la chaleur et diminuaient la tendance aux congestions.

Purgatifs. — Les résultats obtenus au moyen de ces agents thérapeutiques ont été variés. Quelques praticiens s'en sont parfaitement trouvés même au début; ils employaient la manne ou le sel de Glauber; presque toujours ils ont observé que lorsque les malades avaient eu quelques selles, la céphalalgie et l'état saburral diminuaient et se dissipaient au bout de deux à trois jours. Après le purgatif, ils prescrivaient une tisane légèrement diaphorétique.

En général, cependant, les purgatifs administrés au début n'ont amené aucune amélioration et ont paru même exaspérer quelquefois les symptômes de la maladie. Mais lorsque la fièvre avait disparu, qu'il restait de l'inappétence, un enduit blanchâtre, jaunâtre ou brunâtre de la langue, et qu'il y avait constipation, alors un purgatif faisait disparaître ces symptômes et hâtait la convalescence. Ces purgatifs ont été répétés deux et trois fois pendant le cours de la maladie, jusqu'à la cessation de tout état saburral.

Le sel de Glauber, l'eau de Seidschütz, de légers drastiques, mais surtout le tartre stibié en lavage, ont été le plus généralement employés. L'émétique en lavage, en diminuant l'embarras gastrique, faisait cesser la céphalalgie et les douleurs articulaires, rendait l'expectoration plus facile et favorisait la transpiration.

Enfin, plusieurs médecins n'ont pas eu à se louer des purgatifs, quelle que fût l'époque de leur administration. Ils ont vu qu'ils restaient sans influence sur les symptômes qu'ils devaient dissiper, et ont remarqué que l'anorexie, combattue ou non, disparaissait ordinairement après le même espace de temps.

Narcotiques. — Cette classe de médicaments n'a été employée que d'une manière accessoire, pour combattre la violence de la toux et calmer l'excitation du système nerveux. L'eau de laurier-cerise, l'extrait de jusquiame, l'extrait de laitue, l'opium, ont été administrés suivant les indications.

Enfin, on a cherché à combattre, par des moyens particuliers, certains symptômes prédominants ou rebelles, tels que la toux, la céphalalgie, le coryza.

Ainsi, lorsque la toux était sèche et accompagnée d'une forte irritation, on employait avec avantage, pour favoriser la transpiration générale et la sécrétion bronchique, la liqueur ammoniacale anisée, l'acétate d'ammoniaque, l'hydrochlorate d'ammoniaque, le soufre doré d'antimoine uni à l'extrait de jusquiame. Le sirop d'opium ou de morphine, administré par cuillerées à café d'heure en heure, convenait très-bien quand la toux avait un caractère spasmodique. On soulageait beaucoup les malades en recouvrant la poitrine de cataplasmes préparés avec de la farine de graines de lin et une décoction de têtes de pavots.

Dans certains cas de toux violente, avec douleurs sous-sternales, fièvre et sécheresse de la peau, un de nos confrères a employé avec avantage des poudres altérantes composées de 10 grains de nitre, 2 grains de sel ammoniac et $\frac{1}{16}$ de grain de tartre stibié. D'autres praticiens, dans ces cas, assez rares du reste, de sécheresse de la peau, se trouvaient très-bien de lotions pratiquées sur tout le corps avec de l'oxycrat tiède; plusieurs ont même employé des bains tièdes généraux et s'en sont bien trouvés.

On combattait la céphalalgie et le coryza par des pédiluves sinapisés ou des sinapismes sur les extrémités inférieures, des fumigations émollientes dirigées dans les fosses nasales, les sangsues aux tempes, les lavements laxatifs.

Les complications de la grippe ayant surtout affecté l'organe pulmonaire, on a dû recourir à une thérapeutique active et puissante.

Dans les pneumonies, on a employé les saignées et l'émétique à haute dose. Les saignées, soit générales, soit locales, sont loin d'avoir toujours été suivies de succès. A la vérité, on peut dire qu'en général elles ont été plutôt utiles que nuisibles; mais elles avaient besoin d'être surveillées; en effet, les saignées générales, surtout, étaient souvent suivies d'un affaissement considérable, sans amendement dans les symptômes. Le tartre stibié à haute dose réussissait alors assez bien, surtout quand on employait en même temps les révulsifs de la peau (vésicatoires, frictions stibiées, etc.).

Quand, malgré ce traitement, les signes de la pneumonie persistaient, on avait recours aux toniques (vin de Bordeaux ou de Malaga, décoction de polygala); ils ont quelquefois rendu d'éminents services.

Cependant il arrivait des cas où les saignées, le tartre stibié, les toniques, en un mot, toutes les méthodes échouaient et les malades périssaient par suite de la violence et de l'étendue de l'inflammation.

Ainsi, on ne peut pas dire que, dans les pneumonies de grippe, telle médication ait eu plus de succès que telle autre; seulement on a pu observer que le traitement dirigé ordinairement contre cette affection ne convenait pas dans la majorité des cas.

Dans les pleurésies ou les pleurodynies, on retirait de bons effets de l'emploi des ventouses scarifiées sur le point douloureux, auxquelles on faisait succéder les sinapismes ou les vésicatoires; ces derniers surtout étaient très-efficaces.

Quant aux affections consécutives à la grippe ou, pour mieux dire, celles qui ont été réveillées par l'épidémie ou qui se sont développées sous son influence, elles rentrent dans le domaine de la thérapeutique ordinaire.

Les soins à donner pendant la convalescence consistaient surtout à préserver de nouvelles influences les organes sur lesquels la grippe avait particulièrement agi. On faisait bien de garder la chambre jusqu'à la cessation complète de la toux. Si l'inappétence persistait, on administrait un purgatif, puis on mettait le malade à l'usage d'une infusion amère; on lui permettait l'usage modéré du vin pendant les repas: on parvenait ainsi à relever les forces et à faire cesser l'état de langueur des fonctions digestives.

Chez les personnes âgées, on avait quelquefois recours, dans le même but, à une légère décoction de quinquina continuée pendant un temps plus ou moins long.

Nous n'avons rien à dire du traitement prophylactique. Malgré les précautions hygiéniques les plus minutieuses, comment prétendre se préserver d'une maladie dont la cause est aussi générale et qui venait surprendre dans leur lit des individus atteints d'une tout autre affection? Cependant il ne faudrait pas en conclure qu'on doive négliger les sages mesures dictées par l'hygiène: si elles n'étaient pas un rempart suffisant contre l'invasion du mal, elles pouvaient du moins en diminuer la violence et surtout prévenir les complications et les rechutes.

L'hygiène individuelle et l'hygiène publique resteront toujours la sauve-garde la plus assurée contre ces influences morbides qui tendent à rompre l'harmonie de nos fonctions; car si l'on n'est pas encore parvenu à découvrir la nature de ces influences, si la cause des grandes épidémies, surtout, est restée jusqu'ici ignorée, il n'en est pas moins vrai que les causes générales d'insalubrité doivent avoir plus ou moins d'action sur l'intensité de leur développement et sur le nombre de leurs victimes.

TABLEAU N.° 1.

Chiffre de la mortalité pendant les quatre premiers mois des années 1836 et 1837.

AGES.	ANNÉES.	JANVIER.			FÉVRIER.			MARS.			AVRIL.		
		Hommes.	Femmes.	Total.	Hommes.	Femmes.	Total.	Hommes.	Femmes.	Total.	Hommes.	Femmes.	Total.
De 0 à 14 ans.	1836	41	58	99	33	79	112	89	58	147	58	49	107
	1837	46	40	86	45	40	85	96	74	170	93	15	208
De 14 à 50 ans.	1836	34	36	70	21	26	47	18	37	55	22	31	53
	1837	16	20	36	20	28	48	18	25	43	45	63	108
De 50 à 90 ans.	1836	43	68	111	38	54	92	22	41	63	42	59	101
	1837	21	38	59	43	61	104	56	43	99	71	150	221

TOTAL DES DÉCÈS.		
MOIS.	1836	1837
Janvier.	280	181
Février.	251	237
Mars....	265	312
Avril...	261	537

TABLEAU N.° 2.

Mortalité suivant les genres de maladies des organes thoraciques.

NOMS DES MALADIES.	JANVIER.		FÉVRIER.		MARS.		AVRIL.	
	1836.	1837.	1836.	1837.	1836.	1837.	1836.	1837
Asthme........	4	5	5	12	4	15	8	5
Coqueluche....	3	4	1	=	1	3	2	1
Croup.........	1	=	3	2	3	2	1	4
Grippe, fièvre catarrhale, ou catarrhe pulm.	2	7	2	30	6	70	1	19
Pneumonie....	9	13	3	23	7	23	3	9
Phthisie.......	14	17	18	29	18	44	26	27
TOTAUX.....	33	46	32	96	39	157	41	65

TABLEAU N.° 3.

Rapport des décès par affections de poitrine à la mortalité générale.

		DÉCÈS par affections de poitrine.	MORTALITÉ GÉNÉRALE.	RAPPORT.
Janvier..	1836	33	280	1 : 8,5
	1837	46	181	1 : 3,9
Février..	1836	32	251	1 : 7,8
	1837	96	237	1 : 2,5
Mars.....	1836	39	265	1 : 6,8
	1837	157	312	1 : 1,987
Avril....	1836	41	261	1 : 6,4
	1837	65	537	1 : 8,3

TABLEAU N.° 4.

Mortalité par affections de poitrine, considérée sous le rapport des âges, pendant l'année 1837.

AGES.	ASTHME.					COQUELUCHE.					CROUP.					GRIPPE ET CATARRHE PULMON.					PNEUMONIE.					PHTHISIE.				
	Janvier.	Février.	Mars.	Avril.	TOTAL.	Janvier.	Février.	Mars.	Avril.	TOTAL.	Janvier.	Février.	Mars.	Avril.	TOTAL.	Janvier.	Février.	Mars.	Avril.	TOTAL.	Janvier.	Février.	Mars.	Avril.	TOTAL.	Janvier.	Février.	Mars.	Avril.	TOTAL.
De 0 à 15 ans...	〃	〃	〃	〃	〃	4	〃	3	1	8	1	2	2	4	9	1	6	22	10	39	2	1	2	2	7	3	1	5	2	11
De 15 à 30 ans..	〃	1	1	〃	2	〃	〃	〃	〃	〃	〃	〃	〃	〃	〃	1	〃	4	〃	5	1	1	4	〃	6	10	5	15	7	37
De 30 à 50 ans..	〃	4	1	〃	5	〃	〃	〃	〃	〃	〃	〃	〃	〃	〃	〃	4	6	〃	10	5	1	8	〃	14	2	4	7	13	26
De 50 à 60 ans..	1	6	2	1	10	〃	〃	〃	〃	〃	〃	〃	〃	〃	〃	2	11	5	4	22	〃	8	6	5	19	1	19	8	2	30
De 60 à 70 ans..	4	〃	11	4	19	〃	〃	〃	〃	〃	〃	〃	〃	〃	〃	3	8	32	6	49	〃	3	3	3	9	2	〃	9	3	14
TOTAUX....	5	11	15	5	36	4	〃	3	1	8	1	2	2	4	9	7	29	69	20	125	8	14	23	10	55	18	29	44	27	118

TABLEAU N.° 5.

Relevé des observations météorologiques faites à Strasbourg pendant les années 1832 — 1837.

		Janvier.	Février.	Mars.	Avril.	Mai.	Juin.	Juillet.	Août.	Septembre.	Octobre.	Novembre.	Décembre.	Totaux.
Moyenne thermométrique générale.	1832	— 0,458	+ 0,734	+ 3,083	+ 8,367	+ 10,714	+ 13,036	+ 15,945	+ 14,298	+ 11,168	+ 7,746	+ 3,511	+ 1,922	
	1833	— 3,071	+ 4,845	+ 3,093	+ 6,831	+ 14,578	+ 14,861	+ 13,886	+ 13,629	+ 10,891	+ 7,375	+ 4,691	+ 5,747	
	1834	+ 5,276	+ 1,946	+ 4,529	+ 6,572	+ 13,831	+ 14,866	+ 17,920	+ 15,096	+ 13,628	+ 8,279	+ 5,297	+ 1,176	
	1835	+ 1,425	+ 3,172	+ 4,271	+ 7,447	+ 11,784	+ 14,431	+ 15,724	+ 15,187	+ 12,589	+ 7,425	+ 1,008	— 3,119	
	1836	+ 0,184	+ 1,165	+ 7,348	+ 7,461	+ 8,850	+ 14,468	+ 15,684	+ 14,873	+ 10,636	+ 8,185	+ 4,323	+ 2,365	
	1837	+ 1,474	+ 3,500	+ 3,573	+ 7,108									
Moyenne barométrique.		p. lig.	p. lig.	p. lig.	p. lig.	p. lig.	p. lig.	p. lig.	p. lig.	p. lig.	p. lig.	p. lig.	p. lig.	
	1832	27. 9,779	27.10,170	27. 8,503	27. 8,873	27. 8,793	27.8,263	27.9,438	27.9,240	27.10,300	27.10,972	27.8,810	27.10,066	
	1833	28. 0,021	27. 7,030	27. 6,945	27. 7,032	27.10,183	27.8,463	27.8,894	27.8,381	27. 7,731	27. 8,219	27.9,702	27. 8,436	
	1834	27. 8,936	27.10,323	27.11,775	27.10,030	27. 9,177	27.9,567	27.8,760	27.7,970	27.10,611	27.10,091	27.9,015	28. 0,560	
	1835	27.11,053	27. 8,986	27. 9,063	27.10,004	27. 8,037	27.9,354	27.9,695	27.8,684	27. 7,746	27. 8,050	27.9,739	27.11,120	
	1836	27.10,791	27. 8,917	27. 7,195	27. 7,511	27. 9,466	27.9,567	27.9,858	27.9,396	27. 8,563	27. 8,652	27.7,102	27. 7,598	
	1837	27. 9,818	27.10,185	27. 7,860	27. 6,579									
Moyenne hygrométrique (hygromètre à cheveu).	1832	92,55	86,31	80,03	64,43	70,52	73,87	75,19	74,87	79,33	76,90	90,07	92,90	
	1833	91,19	84,18	83,68	75,30	68,26	70,80	76,55	74,55	83,13	85,48	87,50	88,68	
	1834	85,15	81,14	75,77	71,17	70,77	75,87	67,24	78,29	79,07	82,65	86,10	90,48	
	1835	89,35	85,96	78,03	70,73	73,68	70,60	67,29	66,94	78,60	84,32	84,43	89,94	
	1836	86,06	84,14	75,39	73,50	69,19	72,30	69,23	75,71	81,00	80,10	87,33	87,12	
	1837	88,55	84,00	79,94	76,40									
Eau météorolog. (en millim.) quantité totale dans le mois.		millim.	millim.	millim.	millim.	millim.	millim.	millim.	millim.	millim.	millim.	millim.	millim.	
	1832	19,32	7,18	34,52	21,96	51,88	107,80	25,04	39,76	40,16	19,16	56,68	48,72	467,68
	1833	8,32	47,64	46,40	51,20	61,14	30,04	117,48	72,48	70,04	23,04	40,20	108,96	755,24
	1834	73,83	8,28	10,16	15,14	27,28	90,04	61,96	130,00	36,20	60,76	30,92	24,92	569,79
	1835	36,60	47,72	42,20	21,14	48,24	11,84	55,72	51,24	33,00	58,44	65,08	14,52	490,84
	1836	67,30	23,10	38,52	31,56	51,96	90,20	67,84	72,56	77,10	46,56	79,76	66,96	712,02
	1837	21,80	16,20	37,20	34,64									
Vents dominants.	1832	NE. S. SE.	N. NE.	S.	NE.	S.	S.	NE. S. NO.	S. SE.	S. SE.	NE. S.	NE. S. SE.	S.	
	1833	NE.	S.	N. NE. SE.	S. NO.	N. NE. S.	S.	NE. S. NO.	N.NO.S.SO.	NE. S.	S. NE.	S. NO.	S. SO.	
	1834	S.	S. NE. N.	NE. S.	NE.	NE. S.	S.	S. N.	S. N.	N. NE.	S.	S. NE.	S. NE.	
	1835	S.	S. SO.	S. NE.	NE. NO. S.	N. NE. S.	N. NE. S.	N.NE.NO.S.	S. NE.	S.	S.	NE. S.	NE. S.	
	1836	S.	S.	S.	N. NO.	NE.	S.	S.SO.NO.N.	S.SO.N.NE.	S.	S.	S.	S.	
	1837	S.	S.	S. N. E. N.	S.N.NE.NO.									
Nombre des jours de pluie.	1832	5	2	11	8	16	15	8	13	5	6	9	13	103
	1833	3	14	7	14	4	12	4	10	14	5	10	19	123
	1834	11	3	5	7	9	13	13	11	6	11	9	5	107
	1835	8	15	10	9	16	9	8	15	18	19	4	1	123
	1836	8	7	15	17	11	12	8	8	17	9	11	12	135
	1837	8	6	6	11									

TABLEAU N.° 6.

Constitution atmosphérique pendant la durée de l'épidémie.

Janvier.

	Thermomètre de Réaumur (moyenne de la journée).	Baromètre à midi.	Vent à midi.	Hygrom. à chev.	État du ciel à midi.
1	— 2 [illegible]	27. 11,6	S.	[illegible]	Couvert.
2	— 8 [illegible]	28. 0,5	S.	89	*idem.*
3	— 1 [illegible]	27. 11,	E.	[illegible]	*idem.*
4	+ 1	28. 0,90	S.	95	Éclairci.
5	— 4 [illegible]	27. 11,9	S.	90	Brouillard.
6	+ 2 [illegible]	27. 9,1	S.	80	Couvert.
7	+ 4 [illegible]	27. 8,2	S.	[illegible]	*idem.*
8	+ 3 [illegible]	28. 0,0	S. O.	[illegible]	Éclairci.
9	+ 1	28. 2,1	O.	[illegible]	*idem.*
10	+ 1 [illegible]	27. 10,1	S.	85	*idem.*
11	+ 2 [illegible]	27. 9,5	N.	86	*idem.*
12	— 1 [illegible]	27. 11,1	N.	95	*idem.*
13	+ 1 [illegible]	27. 6,2	S.	91	Couvert.
14	+ 2 [illegible]	27. 5,2	O.	[illegible]	*idem.*
15	— [illegible]	27. 9,3	N. O.	85	Neige.
16	— 1 [illegible]	27. 11,8	N. E.	87	Beau.
17	— 2 [illegible]	27. 11,5	N. E.	90	Couvert.
18	— 3 [illegible]	27. 8,9	N.	88	Éclairci.
19	— 3 [illegible]	27. 7,3	N. E.	88	Couvert.
20	— 2 [illegible]	27. 6,2	S.	[illegible]	*idem.*
21	— 1 [illegible]	27. [illegible]	S.	[illegible]	*idem.*
22	+ 1 [illegible]	27. [illegible]	S.	[illegible]	*idem.*
23	+ [illegible]	27. [illegible]	S.	[illegible]	Éclairci.
24	+ 6	27. 7,1	S.	[illegible]	Couvert.
25	+ 5 [illegible]	27. 6,1	S.	[illegible]	Pluie.
26	+ [illegible]	27. [illegible]	S. E.	[illegible]	Éclairci.
27	+ [illegible]	27. [illegible]	E.	[illegible]	Couvert.
28	+ 2 [illegible]	27. [illegible]	E.	[illegible]	*idem.*
29	+ 2 [illegible]	27. [illegible]	N. E.	91	*idem.*
30	+ [illegible]	27. [illegible]	E.	[illegible]	Nuageux.
31	+ [illegible]	27. [illegible]	S.	[illegible]	Couvert.

Février.

	Thermomètre de Réaumur (moyenne de la journée).	Baromètre à midi.	Vent à midi.	Hygrom. à chev.	État du ciel à midi.
1	— [illegible]	27. 10,8	S.	92	Couvert.
2	— [illegible]	27. 10,5	S. E.	96	*idem.*
3	+ [illegible]	28. 0,6	E.	97	Brouillard.
4	+ 1	28. 1,1	N. E.	92	Éclairci.
5	— 1 [illegible]	28. 1,7	N. E.	77	Beau.
6	— 3 [illegible]	28. 2,3	E.	81	*idem.*
7	— 3 [illegible]	28. 2,8	S.	87	*idem.*
8	— 3 [illegible]	28. 2,7	E.	91	*idem.*
9	— 2 [illegible]	28. 2,3	S.	88	*idem.*
10	+ 2	28. 0,3	S.	74	*idem.*
11	+ 3	27. [illegible]	S.	73	*idem.*
12	+ 4 [illegible]	27. 6,[illegible]	S. O.	90	Pluie.
13	+ 5 [illegible]	27. 5,4	S. fort.	92	Couvert.
14	+ 6 [illegible]	27. 3,6	S.	87	*idem.*
15	+ 5	27. 9,[illegible]	N.	96	Éclairci.
16	+ 1 [illegible]	28. 1,[illegible]	N. E.	92	Beau.
17	+ 3	28. 1,[illegible]	S.	[illegible]	*idem.*
18	+ 2	27. 11,2	S.	75	Brouillard.
19	+ 5 [illegible]	27. 6,[illegible]	S.	88	Couvert.
20	+ 9 [illegible]	27. [illegible]	S. O. fort.	[illegible]	Pluie.
21	+ [illegible]	27. 9,1	S.	[illegible]	Beau.
22	+ 7	27. 6,9	S. O.	76	Éclairci.
23	+ [illegible]	27. 9,0	S. O. fort.	75	Couvert.
24	+ 2 [illegible]	27. 3,9	*idem.*	[illegible]	*idem.*
25	+ 2 [illegible]	27. 7,2	N. O.	86	Éclairci.
26	+ 1 [illegible]	27. 8,[illegible]	N.	[illegible]	*idem.*
27	+ 1 [illegible]	27. 9,[illegible]	N.	[illegible]	Couvert.
28	— 1 [illegible]	27. 8,1	S.	[illegible]	Éclairci.

Mars.

	Thermomètre de Réaumur (moyenne de la journée).	Baromètre à midi.	Vent à midi.	Hygrom. à chev.	État du ciel à midi.
1	— 2	27. 9,6	N. E. très-fort.	85	Éclairci.
2	— [illegible]	27. 9,9	N.	81	Couvert.
3	— 1 [illegible]	27. 9,2	E.	80	Éclairci.
4	+ 1 [illegible]	27. 4,6	S.	86	Couvert.
5	— 1 [illegible]	27. 8,7	N. E.	72	Beau.
6	— [illegible]	27. 7,1	S.	90	Couvert.
7	— 2	27. 6,6	N.	88	Éclairci.
8	+ 1 [illegible]	27. 10,0	S.	80	*idem.*
9	+ 2	27. 11,3	S.	85	Couvert.
10	+ 3 [illegible]	27. 8,2	S.	77	Beau
11	+ [illegible]	27. 5,0	S.	68	Couvert.
12	+ 6	27. 3,8	S.	81	Éclairci.
13	+ 6 [illegible]	27. 5,8	S. O.	85	Couvert.
14	+ 4 [illegible]	27. 8,2	N. E.	80	Éclairci.
15	+ [illegible]	27. 7,2	N. E. fort.	77	*idem.*
16	+ 6 [illegible]	27. 9,9	S.	[illegible]	Couvert.
17	+ 5 [illegible]	27. 10,6	N. E.	81	Beau.
18	+ 3 [illegible]	27. 9,[illegible]	N. E.	80	Couvert.
19	+ 3 [illegible]	27. 6,7	N. E.	80	*idem.*
20	+ 2	27. 5,0	N.	[illegible]	Éclairci.
21	— 2	27. 4,2	N.	80	Couvert.
22	— 3 [illegible]	27. 5,1	N. E.	75	Neige
23	— 2 [illegible]	27. 6,2	N. O.	68	Éclairci.
24	— 2 [illegible]	27. 4,2	N. E.	63	*idem.*
25	— 2 [illegible]	27. 5,[illegible]	N.	62	Beau.
26	+ [illegible]	27. 7,3	N. E.	80	Couvert.
27	+ 2 [illegible]	27. 8,[illegible]	N. O.	70	Éclairci.
28	+ [illegible]	27. 10,6	N. E.	[illegible]	Beau.
29	+ 1 [illegible]	27. 8,[illegible]	S.	[illegible]	*idem*
30	+ 8 [illegible]	27. 6,[illegible]	S.	[illegible]	Éclairci
31	+ 4 [illegible]	27. 5,[illegible]	N. E.	[illegible]	Pluie

Avril.

	Thermomètre de Réaumur (moyenne de la journée).	Baromètre à midi.	Vent à midi.	Hygrom. à chev.	État du ciel à midi.
1	+ 2 [illegible]	27. 7,5	N.	78	Couvert.
2	+ 2 [illegible]	27. 7,5	N.	67	Beau.
3	+ 4	27. 6,3	N.	66	*idem.*
4	+ 6 [illegible]	27. 6,0	N. O.	80	Couvert.
5	+ 6 [illegible]	27. 5,0	E.	77	Éclairci.
6	+ 7 [illegible]	27. 3,9	N. O.	80	Pluie.
7	+ 3 [illegible]	27. 6,2	N. O.	90	Neige.
8	0	27. 7,[illegible]	N. E.	[illegible]	*idem.*
9	+ 3 [illegible]	27. 8,3	N. E.	79	Couvert.
10	— 1 [illegible]	27. 7,7	N.	[illegible]	*idem.*
11	0	27. 6,0	N.	61	Éclairci.
12	+ 2 [illegible]	27. 4,1	E.	70	Couvert.
13	+ 3 [illegible]	27. [illegible]	N. E.	73	Beau
14	+ 3 [illegible]	27. 6,7	E.	72	Éclairci.
15	+ 4 [illegible]	27. 4,[illegible]	N.	66	*idem.*
16	+ 7 [illegible]	27. 0,0	N. O.	[illegible]	*idem.*
17	+ 1 [illegible]	27. 1,9	S.	96	Pluie.
18	+ 4 [illegible]	27. 7,2	S.	72	Couvert.
19	+ [illegible]	27. 8,0	S.	65	*idem.*
20	+ [illegible]	27. 7,6	N. O.	78	*idem.*
21	+ 7	27. 7,5	S.	62	*idem.*
22	+ 7	27. 6,9	S.	67	*idem.*
23	+ 8 [illegible]	27. 7,1	S.	[illegible]	*idem.*
24	+ 8 [illegible]	27. 6,0	N. E.	[illegible]	*idem.*
25	+ 9 [illegible]	27. 8,[illegible]	N.	75	*idem.*
26	+ 9	27. 9,5	S.	57	Éclairci.
27	+ 11	27. [illegible],6	S. O.	91	Pluie.
28	+ 8 [illegible]	27. 6,8	S. O.	75	*idem*
29					
30					
31					

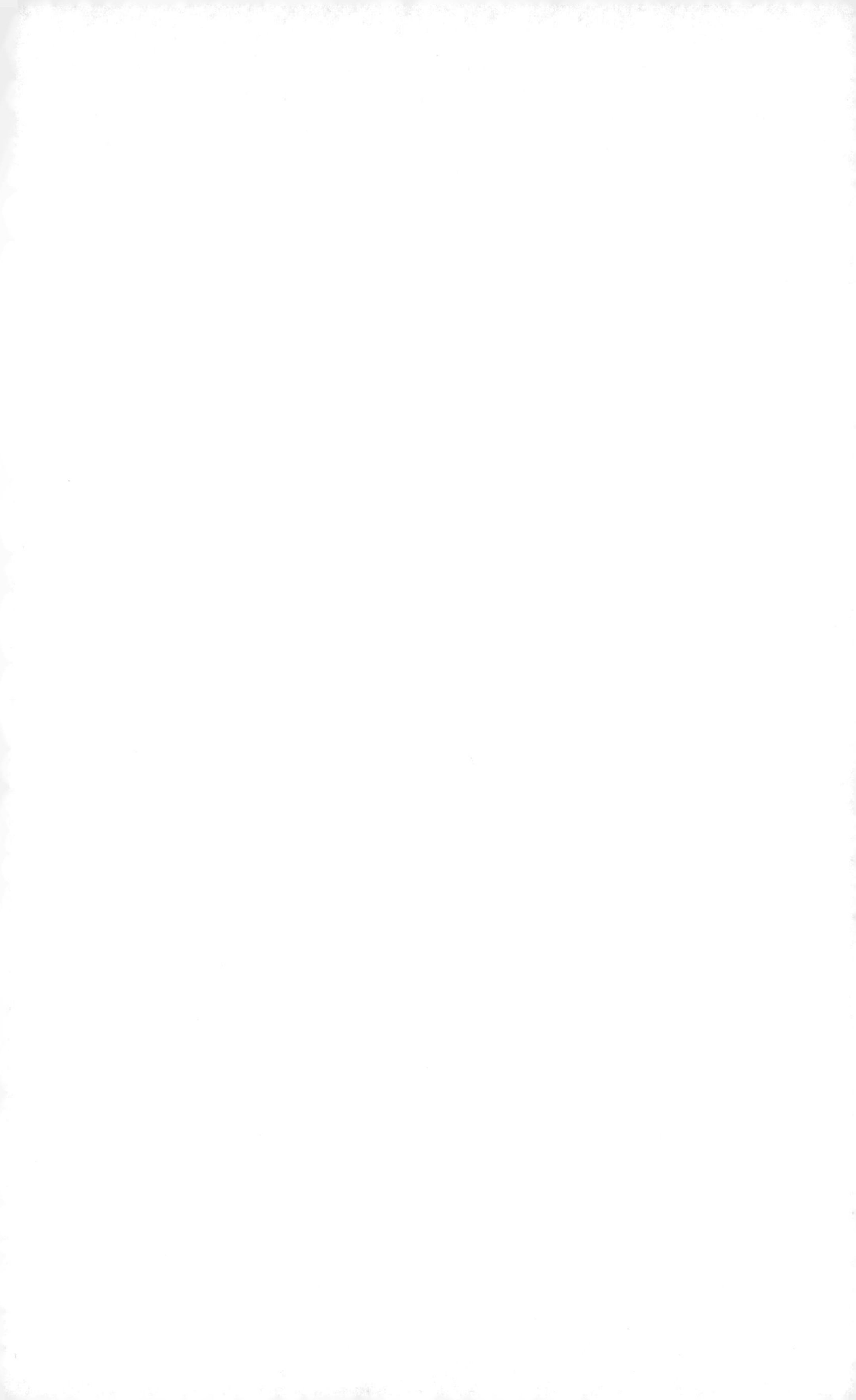

www.ingramcontent.com/pod-product-compliance
Lightning Source LLC
LaVergne TN
LVHW050453160826
845677LV00003B/759

* 9 7 8 2 3 2 9 6 7 0 4 1 6 *